DES MALADIES

DU PALAIS ET DE SON VOILE

ET EN PARTICULIER

DES

PERFORATIONS DE LA VOÛTE PALATINE

PAR

M. BOUTHIER

DE TOULOUSE (HAUTE-GARONNE)

DOCTEUR EN MÉDECINE

ANCIEN INTERNE DES HÔPITAUX DE TOULOUSE
(Concours de 1869-1870)

CHIRURGIEN AIDE-MAJOR DE LA GARDE MOBILE DE LA HAUTE-GARONNE
(Campagne 1870-1871)

CHEVALIER DE LA LÉGION D'HONNEUR

PARIS

TYPOGRAPHIE PAUL SCHMIDT

47, RUE DE VAUGIRARD, 47

1876

DES MALADIES

DU PALAIS ET DE SON VOILE

ET EN PARTICULIER

DES

PERFORATIONS DE LA VOÛTE PALATINE

PAR

M. BOUTHIER

DE TOULOUSE (HAUTE-GARONNE)

DOCTEUR EN MÉDECINE

ANCIEN INTERNE DES HÔPITAUX DE TOULOUSE
(Concours de 1869-1870)

CHIRURGIEN AIDE-MAJOR DE LA GARDE MOBILE DE LA HAUTE-GARONNE
(Campagne 1870-1871)

CHEVALIER DE LA LÉGION D'HONNEUR

PARIS

TYPOGRAPHIE PAUL SCHMIDT

47, RUE DE VAUGIRARD, 47

1876

MALADIES DU VOILE DU PALAIS

ET EN PARTICULIER

DES PERFORATIONS DE LA VOÛTE PALATINE

AVANT-PROPOS.

Considérations générales.

Avant d'aborder l'étude importante des maladies du voile du palais, nous croyons utile de tracer notre plan et d'indiquer sommairement l'ordre et la méthode que nous adopterons dans la discussion qui va suivre. Nous étudierons les faits sans idée préconçue, sans préoccupation de systèmes comme sans acception de personnes ; nous les dirons avec sincérité et quand nous combattrons des opinions en opposition les unes avec les autres, nous le ferons avec la mesure de langage qui convient aux discussions scientifiques. Nous laisserons de côté l'historique de la question, nous contentant de faire un tableau bibliographique, et nous entrerons immédiatement dans l'étude des affections du voile du palais et particulièrement des perforations de la voûte palatine.

L'idée de réunir les bords de la division congénitale du voile est ancienne et cependant l'opération de la staphylorrhaphie est toute moderne. Il est probable que la profondeur de la partie sur laquelle il fallait opérer, que l'écartement des bords de la division, augmenté par la contraction des péristaphylins externes, ont fait entrevoir de grandes difficultés devant lesquelles les médecins anciens ont reculé. S'il est historiquement vrai que Græfe a pratiqué la staphylorrhaphie avant Roux, il est moralement établi que le chirurgien français ne connaissait nullement les détails de l'opération de Græfe, publiés en 1817 (Journal de Hufeland), quand en 1819 il obtint un succès brillant sur M. Stephenson, jeune médecin devenu historien d'un si grand événement pour lui et pour la chirurgie.

« Ainsi, dit Vidal de Cassis, personne n'a suggéré l'idée de la staphylorrhaphie ni les moyens de l'exécuter à M. Roux; M. Roux l'a dit (1), et comme il appartient à cette race de chirurgiens, malheureusement peu fréquente, qui sont crus sur parole, personne ne songe plus à disputer à la France l'honneur de l'initiative. Si, d'ailleurs, les compatriotes de Græfe persistaient à invoquer les documents historiques, nous leur en exhiberions qui pourraient détruire leurs prétentions; nous citerions les mémoires sur différents objets de médecine, publiés par Robert en 1764, et dans lesquels il est dit : « Un enfant avait le palais fendu depuis le voile jusqu'aux dents incisives. M. le Monnier, très-habile dentiste, essaya avec succès de réunir les deux bords de la fente, fit d'abord plusieurs points de suture pour les tenir rapprochés, et les rafraîchit ensuite avec l'instrument tranchant. »

INDICATIONS BIBLIOGRAPHIQUES.

Roux. . . . . . . *Quarante années de pratique chirurgicale* (Chirurgie réparatrice).

Græfe. . . . . . Journal de Hufeland (1817). Berlin.

Velpeau. . . . . *Médecine opératoire* (Éléments de).

Blandin . . . . . *De l'Autoplastie* (ou Restauration des parties du corps qui ont été détruites).

Malgaigne . . . *Médecine opératoire.*

Sédillot. . . . . *Médecine opératoire.*

A. Guérin. . . . *Chirurgie opératoire* ou *Traité pratique des opérations.*

Idem. . . . . . Nouveau Dictionnaire de médecine et de chirurgie pratiques. Article : Autoplastie.

M. Richet. . . . *Traité pratique d'anatomie médico-chirurgicale.*

M. Béclard. . . *Traité de Physiologie humaine.*

M. Sappey. . . . *Traité d'anatomie* (Splanchnologie).

A. Bérard. . . . *Mémoire sur la staphylorrhaphie.*

M. Follin et M. Duplay. *Pathologie externe.*

M. Dubrueilh. . *Éléments de médecine opératoire.*

Vidal de Cassis. *Traité de pathologie externe et de médecine opératoire.*

MM. Cruveilhier et M. Marc Sée. *Anatomie descriptive.*

(1) Roux, p. 233, *Quarante années de pratique chirurgicale.*

M. Fournier . . *Cours de l'hôpital de Lourcine* (année 1874), semestre d'été.
Lebert . . . . . *Traité d'anatomie pathologique générale et spéciale.*
Ehrmann (de Mulhouse). *Divisions congénitales de la voûte palatine* (1869).

Anatomie normale.

Le voile du palais *(velum palatinum, pendulum palati velum, palatum molle)* est aussi appelé septum staphylin, parce qu'il sépare la bouche du pharynx, espèce de cloison musculo-membraneuse, à peu près quadrilatère, dont le bord supérieur est fixé au bord de la voûte palatine, et dont l'inférieur, libre et flottant au-dessus de la base de la langue, présente, dans sa partie moyenne, un prolongement appelé luette. Ses bords latéraux se continuent avec la langue et le pharynx, par deux replis de chaque côté, que l'on nomme ses piliers. Ceux-ci, distingués en antérieur et postérieur, réunis tous deux à leur origine, s'écartent en descendant et l'espace triangulaire qu'ils laissent entre eux contient la glande amygdale. Le voile du palais est tapissé sur sa surface antérieure par une portion de la membrane muqueuse palatine et sur la postérieure par la pituitaire. Les artères viennent de la carotide externe; ses veines vont se rendre dans la jugulaire externe; ses nerfs proviennent du ganglion de Meckel et du glosso-pharyngien. La conformation extérieure varie selon qu'on l'examine du côté des fosses nasales et du côté de la bouche. On distingue au voile du palais deux faces et quatre bords.

La face inférieure, ou buccale, est rosée, concave et présente une crête médiane, antéro-postérieure, qui constitue le raphé médian. On voit sur cette face des trous nombreux qui sont les orifices des glandes sous-muqueuses. Cette face est plus étendue transversalement, 4 à 5 centimètres, que d'avant en arrière, 3 à 4 centimètres. La face supérieure ou nasale est plus colorée que la face inférieure et présente une grande longueur, 4 à 5 centimètres et peu de largeur, 2 ½ à 3 centimètres. Le bord antérieur s'insère sur le bord postérieur de la voûte palatine. Le bord postérieur est libre : il présente sur la ligne médiane un prolongement, la luette, et de chaque côté de la luette deux replis muqueux qui décrivent une arcade en se portant en bas et en dehors, piliers du voile du palais.

La luette *(uva, uvulla, σταφυλή)* est un petit appendice qui a

1 centimètre et demi de longueur : il se termine en pointe et présente une conformation qui varie avec les individus. La luette est spécialement formée par la membrane muqueuse : un grand nombre de muscles lui sont communs avec le voile ou avec la base de la langue, et elle en a un qui lui est propre, le *palato-staphylin*. Elle est quelquefois relâchée au point de gêner la déglutition, c'est ce qu'on appelle chute de la luette, hypostaphyle.

Les piliers du voile du palais sont au nombre de quatre. Ils partent de la base de la luette et se dirigent à droite et à gauche. Les deux piliers du même côté s'écartent insensiblement en s'éloignant du voile du palais et limitent une cavité, fosse amygdalienne, qui renferme l'amygdale. Le pilier antérieur descend au devant de l'amygdale et se porte à la base de la langue en limitant l'isthme du gosier. Il contient dans son épaisseur le muscle glosso-staphylin ou palato-glosse. Le pilier postérieur descend en arrière de l'amygdale et se porte sur les parois latérales du pharynx.

Il contient dans son épaisseur le muscle pharyngo-staphylin. Il est situé dans la cavité du pharynx, comme l'amygdale, et limite avec celui du côté opposé un orifice analogue à l'isthme du gosier et qui sépare la cavité des fosses nasales de la cavité du pharynx.

Les bords latéraux du voile du palais sont adhérents : ils se confondent avec les tissus voisins. D'avant en arrière, ces bords sont confondus avec la partie postérieure des gencives supérieures, avec le sommet de l'apophyse ptérygoïde et avec les parties latérales du pharynx.

Structure. — Dans la structure du voile du palais nous étudierons : un squelette fibreux, des muscles, des vaisseaux, des nerfs, du tissu cellulaire, des glandes et la membrane muqueuse qui le recouvre (squelette fibreux). La charpente fibreuse est constituée par une mince aponévrose qui s'insère au bord postérieur de la voûte palatine, au sommet de l'aile interne de l'apophyse ptérygoïde, et qui se porte en arrière pour se perdre dans l'épaisseur du voile du palais, dont elle n'occupe que la moitié antérieure. C'est sur ce feuillet aponévrotique que s'insèrent en grande partie les muscles du voile du palais. Il est situé au-dessous de la muqueuse nasale et du muscle péristaphylin interne et au-dessus des autres muscles.

Muscles. — Les muscles sont au nombre de six de chaque côté de la ligne médiane. Ils sont peu volumineux et assez grêles. Le nom de tous ces muscles se compose de deux mots réunis : le dernier est le mot staphylin, de σταφυλή, luette ; le premier rappelle l'organe sur lequel le muscle prend insertion, exemple : glosso-staphylin ; ou la situation du muscle, exemple : péristaphylin.

Les six muscles du voile du palais sont :
1° Glosso-staphylin.
2° Pharyngo-staphylin.
3° Péristaphylin interne.
4° Péristaphylin externe.
5° Palato-staphylin.
6° Occipito-staphylin.

1° *Glosso-staphylin*. — Ce muscle occupe l'épaisseur du pilier antérieur du voile du palais. Il s'insère en haut, à la face inférieure de l'aponévrose du voile du palais. De là, il se dirige en bas et un peu en avant, en formant un faisceau situé dans l'épaisseur du pilier antérieur, pour se terminer à la langue, dont il concourt à former les fibres longitudinales superficielles. — Le muscle glosso-staphylin est constricteur de l'isthme du gosier.

2° *Pharyngo-staphylin*. — Ce muscle occupe l'épaisseur du pilier postérieur du voile du palais. Il s'insère, en haut, à la face inférieure du voile du palais par un faisceau principal qui se réunit à deux faisceaux plus petits. L'un de ces faisceaux s'insère sur le cartilage de l'orifice de la trompe d'Eustache, tandis que l'autre naît de la face supérieure de l'aponévrose du voile du palais. (Sappey.) Ces trois faisceaux convergent, constituent le pilier postérieur et se portent, comme le pilier, sur les parties latérales de la face interne du pharynx. Arrivées sur le pharynx, les fibres de ce muscle s'étalent à la face interne de l'aponévrose du pharynx. Les fibres les plus internes arrivent sur la ligne médiane et s'insèrent sur l'aponévrose du pharynx en s'entrecroisant avec celles du côté opposé ; les moyennes se perdent sur l'aponévrose, tandis que les plus externes se portent en avant et s'insèrent au bord postérieur du cartilage thyroïde. Les fibres internes qui s'entrecroisent sur la ligne médiane constituent une ouverture analogue à l'isthme du gosier qui sépare la cavité pharyngienne de l'arrière-cavité des fosses nasales.

Action. — Le muscle pharyngo-staphylin est constricteur de cet orifice.

Il complète aussi l'occlusion des fosses nasales pendant la déglutition. Il concourt aussi à l'élévation du pharynx et du larynx pendant la déglutition. Enfin, par quelques fibres ce muscle concourt à la dilatation de la trompe d'Eustache.

3° *Péristaphylin interne.* — Le point fixe de ce muscle est sur les côtés du voile du palais. Il s'insère au sommet du rocher et à la partie cartilagineuse de la trompe d'Eustache. De là ces muscles se dirigent en bas et en dedans avec le voile du palais pour s'insérer à la face supérieure de l'aponévrose du voile du palais, en se confondant sur la ligne médiane. De la fusion de ces deux muscles résulte un angle, dont les deux points fixes sont situés à la base du crâne et dont le point mobile correspond au voile du palais.

Action. — La direction et les insertions de ce muscle montrent d'une façon évidente qu'il est élévateur du voile du palais.

4° *Péristaphylin externe.* — Charnu dans sa partie supérieure, tendineux dans sa moitié inférieure, ce muscle s'insère en haut dans la fossette scaphoïde qui est située au-dessus de la fosse ptérygoïde et par quelques fibres à la portion cartilagineuse de la trompe d'Eustache. De là il se dirige verticalement en bas, en suivant l'aile interne de l'apophyse ptérygoïde. Arrivé au crochet qui termine cette aile, le muscle devient tendineux et se réfléchit à angle droit sur ce crochet, dont il est séparé par une petite synoviale. Il se porte ensuite transversalement en dedans, en s'épanouissant pour se confondre avec celui du côté opposé et s'insérer à la face inférieure de l'aponévrose du voile du palais. Dans sa moitié supérieure ce muscle est situé en dedans du ptérygoïdien interne et en avant du péristaphylin interne; dans sa moitié inférieure il est situé au-dessous de l'aponévrose du voile du palais, au-dessous des muscles glosso-staphylin et pharyngo-staphylin.

Action. — Ce muscle est tenseur du voile du palais.

Il appartient au groupe des muscles réfléchis et nous savons que les muscles réfléchis tirent le point mobile vers leur point de réflexion. Par son faisceau de la trompe d'Eustache, il dilate ce conduit. (Valsalva.)

5° *Palato-staphylin.* — Petit muscle vermiforme tellement rapproché de celui du côté opposé qu'ils semblent n'en former qu'un seul, qu'on appelait autrefois *azygos*, de la luette. Ce muscle s'insère en avant à l'épine nasale postérieure, et en arrière à la face profonde de la muqueuse qui entoure la luette. Il est situé entre la muqueuse nasale et l'aponévrose du voile du palais.

Action. — Il est élévateur de la luette.

6° *Occipito-staphylin.* — M. Sappey donne ce nom à quelques fibres du constricteur supérieur du pharynx qui s'insèrent à l'aponévrose du voile du palais. Nous mentionnons seulement ce muscle, car il est mieux placé dans les muscles du pharynx.

VAISSEAUX ET NERFS.

Les *artères* du voile du palais sont au nombre de deux de chaque côté. La *palatine supérieure,* venue de la maxillaire interne, descend le long du canal palatin postérieur jusqu'au voile du palais; arrivée là, elle donne des rameaux au voile du palais, et se termine surtout à la voûte palatine, à la face profonde de la muqueuse.

La *palatine inférieure,* venue de la faciale, s'applique aux parties latérales du pharynx, pour se terminer plus haut dans le voile du palais et dans les tissus environnants.

Les *veines* se jettent, après avoir traversé les parois du pharynx, dans la jugulaire interne ou l'un de ses affluents.

Les *lymphatiques* naissent des deux faces. Ils se dirigent en arrière et de chaque côté. Ils suivent le pilier postérieur et viennent se jeter dans les ganglions situés entre les muscles styliens et sur les côtés du larynx.

Les *nerfs* peuvent être divisés en végétatif, moteurs et sensitifs.

Le nerf végétatif est constitué par quelques filets que le grand sympathique envoie au voile du palais avec les artères palatines.

Les nerfs moteurs viennent du facial, du spinal et du trijumeau.

Le *facial* anime les muscles péristaphylin interne et palato-staphylin par le nerf grand pétreux superficiel, qui traverse le ganglion sphéno-palatin et qui prend, au delà du ganglion, le nom de nerf palatin moyen. Il anime aussi le glosso-staphylin par un filet qui va du facial au stylo-glosse et au glosso-staphylin.

Le *spinal* anime par quelques filets le pharyngo-staphylin et l'occipito-staphylin. Enfin, le péristaphylin externe est animé par un filet de la portion motrice du trijumeau. Les nerfs sensitifs proviennent du trijumeau, du glosso-pharyngien et du pneumo-gastrique.

Le *trijumeau* abandonne au voile du palais des rameaux palatins sensitifs venus du ganglion sphéno-palatin. Les glosso-pharyngien et pneumo-gastrique abandonnent aussi quelques rameaux sensitifs aux piliers du voile du palais.

Tissu cellulaire. — Le tissu cellulaire existe en petite quantité dans le voile du palais ; il occupe l'interstice des organes qui concourent à former ce repli membraneux. Dans l'épaisseur de la luette il est un peu plus abondant.

Muqueuse. — La muqueuse qui recouvre le voile du palais, se continue de la face supérieure à la face inférieure, en passant sur le bord libre. Elle présente ceci de particulier qu'elle diffère totalement sur ses deux faces. Celle qui recouvre la face supérieure a une couleur foncée et présente des caractères identiques à ceux de la muqueuse pituitaire. Comme la pituitaire, elle est recouverte d'un épithelium cylindrique à cils vibratiles. La muqueuse de la face inférieure du voile du palais a les caractères de la muqueuse buccale. De même que la muqueuse buccale, elle est recouverte d'un épithelium pavimenteux stratifié.

Glandes. — Les glandes de cette région sont en grand nombre. Elles occupent les deux faces et sont placées au-dessous de la muqueuse.

Celles de la face supérieure ou nasale du voile du palais sont des glandes analogues à celles de la pituitaire, tandis que celles de la face inférieure sont des glandes en grappe, comme les autres glandes de la cavité buccale. Elles y sont très-nombreuses et font saillie chez quelques sujets.

Physiologie.

Le voile du palais est mobile et ses mouvements se montrent dans plusieurs actes : pendant la phonation, la déglutition et la succion.

1º Pendant la *phonation,* il s'élève pour empêcher l'air de pénétrer dans les fosses nasales ; et lorsque, par une cause quelconque, l'élévation de cet appareil n'est plus possible, le courant d'air passe en partie par la bouche, en partie par les fosses nasales, et la voix est nasillarde.

2° Pendant la *déglutition* des liquides et des solides, il est soulevé aussi par le muscle péristaphylin interne et tendu par le péristaphylin externe. En même temps le palato-staphylin entre en contraction et relève la luette pour mieux assurer l'occlusion de la partie postérieure des fosses nasales. Pour compléter encore cette occlusion, le muscle pharyngo-staphylin et l'occipito-staphylin se contractent aussi.

Le soulèvement et la tension du voile du palais ont pour but d'empêcher les aliments de refluer par les fosses nasales, pendant la déglutition, et d'opposer au bol alimentaire un plan résistant, au moment où la langue le chasse vers le pharynx en le comprimant contre la voûte palatine.

3° Pendant la *succion*, le voile du palais est abaissé sur la base de la langue : il ferme complétement en arrière la cavité buccale et il fait communiquer librement les fosses nasales avec le pharynx et le larynx. Lorsque la cavité buccale est suffisamment remplie de liquide, le voile du palais s'élève et un mouvement de déglutition s'opère. Il s'abaisse de nouveau et se relève ensuite.

Le voile du palais joue à l'ouverture postérieure des fosses nasales le même rôle que l'épiglotte à l'ouverture supérieure du larynx. C'est lui qui oppose un obstacle au retour des aliments par l'ouverture postérieure des cavités nasales. Ce n'est point toutefois par un mécanisme analogue à celui de l'épiglotte qu'il atteint ce but, c'est-à-dire qu'il ne s'applique point directement sur les ouvertures postérieures des fosses nasales; ses insertions ne lui permettent pas de se renverser ainsi. Il remplit son rôle en se tendant à peu près horizontalement, tandis que la paroi postérieure du pharynx s'avance vers lui et l'embrasse. De cette manière, le pharynx se trouve séparé en deux parties qui ne communiquent point entre elles. L'une, sous-jacente au voile du palais, correspond aux fosses nasales (portion nasale du pharynx ou sous-basilaire); l'autre, sous-jacente au voile du palais, ou portion buccale, se termine par en bas à l'œsophage. Cette dernière partie du pharynx est seule parcourue par les aliments.

Le rôle que joue le voile du palais comme obturateur des fosses nasales en arrière est mis en évidence par la paralysie du voile du palais. Cette maladie entraîne le reflux par le nez des aliments et des boissons au moment de la déglutition.

Les mouvements du voile du palais pendant le deuxième temps de la déglutition peuvent être observés en partie sur soi-même, à l'aide d'une glace. Comme il faut, pour voir au fond de la bouche, déprimer la langue avec son doigt, les conditions de la déglutition sont un peu changées; on peut acquérir ainsi, il est vrai, quelques notions assez satisfaisantes, mais elles ne sont ni complètes, ni rigoureusement exactes. Le rapprochement de la partie postérieure du pharynx ne peut d'ailleurs pas être observé ainsi. Des observations plus rigoureuses, et qui ne laissent rien à désirer, ont été faites sous ce rapport par MM. Bidder et Kobelt (1) sur un jeune homme de vingt-deux ans qui avait perdu l'os maxillaire supérieur d'un côté, ainsi que l'os jugal, et dont on pouvait voir le voile du palais par sa face supérieure. M. Bidder a constaté qu'à chaque mouvement de déglutition, le voile du palais, incliné naturellement par en bas, se rapprochait du plan horizontal. On pouvait voir aussi chez ce jeune homme la paroi postérieure du pharynx s'avancer à la rencontre du voile du palais.

M. Kobelt a bien vu également ce mouvement de la paroi postérieure du pharynx chez un soldat qui avait reçu au cou un profond coup de sabre.

Dans le mouvement d'occlusion, en vertu duquel le voile du palais et le pharynx forment ainsi un plancher musculo-membraneux pour empêcher l'aliment de pénétrer dans la partie nasale du pharynx et de là dans les fosses nasales, il faut remarquer encore le rôle que jouent les muscles contenus dans les piliers postérieurs du voile du palais, ou muscles pharyngo-staphylins. Les mouvements de ces muscles, sur lesquels Dzondi a fixé l'attention des physiologistes, sont des plus remarquables. En même temps que le voile du palais se tend, les deux muscles pharyngo-staphylins, en se contractant, marchent à la rencontre l'un de l'autre, de manière à diminuer tellement l'espace qui existe entre eux, qu'il disparaît presque. C'est ce qu'il est facile de constater dans un miroir. Ces muscles, par conséquent, contribuent puissamment, pour leur part, à séparer la partie nasale du pharynx de sa partie buccale. La paroi postérieure du pharynx, qui s'avance en avant

(1) *Traité de physiologie humaine.* Béclard, p. 61.

pour concourir à cette occlusion, n'a plus, pour la compléter, qu'à s'appliquer contre l'espace resté libre entre les deux piliers postérieurs.

Le bol alimentaire passe donc, dans l'acte de la déglutition, dans l'espace compris entre les deux piliers antérieurs (isthme du gosier); mais il ne passe point entre les deux piliers postérieurs. Ceux-ci font partie à la fois du voile du palais et du pharynx, et ils contribuent à la formation du plancher musculo-membraneux sous lequel glisse l'aliment pour descendre dans le pharynx.

Le voile du palais exécute les mouvements dont nous venons de parler à l'aide des muscles membraneux qui entrent dans sa composition. Son mouvement d'élévation est déterminé par la contraction du péristaphylin interne; le péristaphylin externe entraîne par sa contraction la tension du voile du palais, à l'aide de son tendon réfléchi sur le crochet de l'aile interne de l'apophyse ptérygoïde. Quant à la luette, dont le rôle est sans doute de compléter l'occlusion entre la partie nasale et la partie buccale du pharynx, en venant s'interposer dans l'angle de rencontre des deux piliers postérieurs contractés, quant à la luette, dis-je, ses mouvements d'élévation et de raccourcissement sont sous la dépendance du muscle palato-staphylin.

Les mouvements par lesquels le pharynx rapproche sa partie postérieure contre le voile du palais sont déterminés par la contraction des muscles qui diminuent l'air de ce conduit, c'est-à-dire les contricteurs. A cet effet, les constricteurs prennent leurs points d'insertion fixe en avant : le supérieur sur les apophyses ptérigoïdes, le moyen à l'os hyoïde et l'inférieur au cartilage thyroïde.

SUCCION.

L'enfant qui tette saisit avec ses lèvres le mamelon de sa nourrice, puis il opère le vide dans l'intérieur de la cavité buccale, et la pression atmosphérique qui s'exerce à la surface de la mamelle chasse le lait dans la bouche. La bouche de l'enfant joue donc le rôle d'une pompe aspirante. La bouche, en effet, représente le corps de pompe, et il y a dans la bouche un organe mobile, la langue, qui la remplit alors entièrement, et qui, agissant à la manière d'un piston, par des mouvements d'avant en arrière, complète le jeu de pompe ou de ventouse. Pour que le vide puisse s'établir dans la bouche, il est évident qu'elle doit être parfaitement close en arrière. Le voile du palais, appliqué sur la base de la langue, interrompt toutes communications entre la bouche et le pharynx ; ainsi le passage de l'air continue librement par le nez pendant la succion. La respiration ne cesse, pour un instant, que lorsqu'il y a dans la bouche une quantité de liquide suffisante. L'enfant en opère alors la déglutition ; après quoi le voile du palais intercepte de nouveau la communication entre la bouche et le pharynx, et la succion recommence.

PHONATION.

La parole ordinaire s'exécute à voix haute. Elle résulte de la combinaison du son laryngien avec des positions spéciales du pharynx, du voile du palais, de la langue, des joues, des dents et des lèvres. (Béclard.)

DÉVELOPPEMENT.

Le voile du palais se développe par deux moitiés latérales marchant à la rencontre l'une de l'autre et provenant des bourgeons maxillaires supérieurs de l'embryon. La soudure des deux moitiés du voile du palais est complète vers le quarantième ou le cinquantième jour de la vie embryonnaire.

APPLICATIONS PATHOLOGIQUES.

Vices de conformation.

Les maladies qui affectent cet appareil ont une importance qu'il est bon de signaler. Sans parler de la palatite ou angine gutturale qui peut affecter le voile du palais et se montrer à l'état d'inflammation franche ou d'inflammation syphilitique, on y trouve fréquemment des pertes de substance, des paralysies et des vices de conformation.

Ulcérations. — Les pertes de substance sont ordinairement produites par des ulcérations, presque toujours syphilitiques et de nature phagédénique, qui perforent cette membrane. Ces ulcérations sont plus ou moins étendues. Le plus ordinairement elles sont comparables comme diamètre à une pièce de quatre sous ou à une amande. On en voit qui mesurent 2 ou 3 centimètres de long sur 1 centimètre ou 1 centimètre et demi, ou même 2 centimètres de large.

Paralysie. — La paralysie du voile du palais est fréquente et variée. On l'observe à la suite d'une fièvre grave (Gubler); elle guérit ordinairenent pendant la convalescence. Elle succède souvent à la variole; à la suite de l'angine couenneuse, elle apparaît aussi quelquefois; elle appartient dans ce cas à la classe des paralysies diphthéritiques. On l'observe également dans certains cas de paralysie du nerf facial. Dans ces derniers cas, la paralysie n'affecte que les muscles palato-staphylin et péristaphylin interne, du même côté que la paralysie faciale. Duchenne (de Boulogne) a décrit dans son remarquable ouvrage (1) la paralysie musculaire progressive de la langue, du voile du palais et des lèvres, et lui a donné le nom de paralysie glosso-laryngée, que Trousseau a proposé de désigner sous le nom de maladie de Duchenne, pour honorer sa mémoire.

Vices de conformation proprement dits.

Le vice de conformation le plus remarquable est la division médiane du voile : sa plus ou moins grande ampleur, le plus ou moins grand développement de la luette ne méritent ici qu'une simple mention.

(Dans ce chapitre le mot *palais* indiquera la portion dure de la voûte palatine, et *voile* signifiera la portion molle et la luette.)

La bifidité du voile du palais est aussi une complication du bec de lièvre. Il y a de grands traits de ressemblance, de grands rapports entre ces deux difformités; il y a également de grandes analogies dans les moyens de les corriger. La division congéniale du voile est moins fréquente que la même division de la lèvre supérieure. Les partisans de la doctrine qui attribue ces deux états à un arrêt de développement, disent que la lèvre supérieure se composant de quatre ou au moins de trois pièces, il y a plus de chances pour que la réu-

(1) Duchenne de Boulogne. *De l'Électrisation localisée.* 3ᵉ édition, 1872.

2

nion d'une d'elles manque qu'au palais, lequel n'est composé que de deux pièces. La bifidité du voile du palais est une difformité moins désagréable que le bec de lièvre, puisqu'elle est cachée dans le fond de la bouche, mais elle compromet plus souvent et plus gravement des fonctions importantes que la division de la lèvre. La division congéniale du voile du palais est toujours médiane, celle de la lèvre supérieure est, au contraire, toujours latérale. — La division du voile a des degrés, comme celle de la lèvre ; elle peut aller depuis le simple écartement des deux pièces qui composent la luette jusqu'à la fente complète du voile, laquelle coïncidera souvent avec l'écartement des deux os maxillaires, puis avec le bec de lièvre lui-même. L'écartement des os du maxillaires implique toujours la division du voile, tandis que celle-ci peut exister seule.

La fente est triangulaire comme celle des lèvres, car il y a aussi écartement des bords et des muscles diducteurs pour le produire.

Au moment de l'expiration, dans l'état de repos du voile, les bords de la division se rapprochent et se touchent même quelquefois ; mais au moment où la bouche vient de s'ouvrir, ou quand il y a stimulation quelconque de la gorge, les bords s'écartent au point de faire croire à une perte de substance, ce qui est dû à la contraction des muscles péristaphylins externes qui tendent à porter les bords contre les côtés du pharynx. Le repos, le calme amènent le relâchement des muscles indiqués et le rapprochement des bords ; il est possible alors d'apprécier l'étendue, les caractères de la division. Cette mobilité des bords au moindre contact des doigts ou des instruments constitue une des grandes difficultés de l'opération qui a pour but de corriger cette difformité.

Symptomatologie.

La voix est nasonnée, d'un timbre particulier. La déglutition des liquides est difficile : ainsi, le sujet affecté de cette difformité ne pourrait boire naturellement à un ruisseau ou à une fontaine. Il lui est impossible d'accumuler l'air dans la bouche au point de distendre les joues ni de faire le vide dans cette cavité. Ainsi l'action de teter, de sucer, le jeu des instruments à vent sont empêchés par cette division du voile. Les enfants qui en sont affectés sont élevés difficilement ; il faut que le lait tombe dans le fond de la bouche, on ne peut les allaiter que debout. Dans le vomissement, les matières passent par le nez, et le reflux des aliments et des boissons se fait à travers la perforation. Quand elle est de nature syphilitique, on peut, d'après son aspect, le diagnostiquer, avant d'avoir recours aux commémoratifs. Le fond est, ou jaunâtre, ou jaune gris, ou jaune rougeâtre ; quelquefois il est tapissé d'enduits adhérents blanchâtres, opalins, comme pseudo-membraneux. Leur forme est arrondie ou ovalaire dans la plupart des cas ; il n'est pas rare qu'elle soit indécise et irrégulière. Leur contour est presque toujours bordé d'une auréole rouge ou purpurine. Avec une large perforation, et à fortiori avec une destruction presque complète ou complète du voile, les troubles fonctionnels atteignent leur maximum d'intensité. La voix n'est plus seulement nasonnée ; elle prend un timbre des plus désagréables : de plus, elle est confuse, convertie en une sorte de bredouillement nasillard, où la plupart des syllabes dispararaissent inarticulées ; quelquefois même elle devient tellement confuse qu'elle est presque inintelligible. Les malades s'ingénient à chercher des moyens plus ou moins bizarres pour combler leur perforation et ramener de la sorte les fonctions à l'état physiologique. Les moyens les plus primitifs leur suffisent souvent, en remplissant, au moins, d'une façon temporaire, l'office d'obturateur.

Diagnostic.

La seule question difficile qui puisse surgir ici, c'est la distinction des ulcérations syphilitiques du voile d'avec la scrofulide ulcéreuse de la même région.

Le voile du palais peut devenir, par le fait de la scrofule le siége d'ulcérations et de destructions étendues qui, par leur aspect, se rapprochent plus ou moins des ulcérations gommeuses syphilitiques. Sur quelle base doit être institué ce diagnostic différentiel ? Pour M. Fournier, il repose sur les quatre considérations suivantes :

1° *Nature des antécédents du malade et des symptômes actuels concomitants.*

Ainsi, avec la syphilis, antécédents syphilitiques et possibilité d'accidents actuels : avec la scrofulide ulcéreuse, antécédents scrofuleux, possibilité d'accidents scrofuleux actuels, et à défaut de ces accidents tout au moins attributs de constitution scrofuleuse.

2° *Antécédents de la lésion.*

L'instantanéité de la rupture et l'explosion soudaine des troubles fonctionnels par lesquels elle se traduit sont des phénomènes qui appartiennent exclusivement à la syphilis. Avec la scrofule l'évolution est lente. C'est là une particularité presque pathognomonique et qui suffit en bon nombre de cas.

3° *Évolution générale.*

Avec la scrofule, évolution chronique, très-lentement progressive, mais continue et sans secousse, sans surprise, sans fracas. Avec la syphilis, évolution aiguë, rapide, durée moindre, évolution à surprise.

4° *Influence du traitement spécifique.*

Avec la syphilis, modification très-rapide des lésions sous l'influence de l'iodure de potassium, et modification tellement rapide qu'elle est par cela même significative : avec la scrofule, iodure de potassium inactif, ou si lentement actif que cette insuffisance du remède n'a pas une signification moindre. Grâce aux signes de ces considérations, le diagnostic peut être établi.

Les scrofulides s'accompagnent souvent d'ulcérations. Celles-ci ont un caractère particulier qui permet d'établir le diagnostic de la maladie. En général, elles sont assez circonscrites, mais leurs bords sont amincis et décollés; on peut les soulever avec le stylet, et on constate alors que l'étendue de la plaie est beaucoup plus considérable qu'on ne l'avait jugé à la simple inspection. Le fond de ces ulcérations est grisâtre, sanieux, semblable à de la chair lavée. La sécrétion à laquelle elles donnent lieu consiste dans un pus malin, lié, séreux, assez abondant et qui, en se concrétant, donne naissance à des croûtes peu résistantes, molles, peu volumineuses, se présentant avec les colorations que je viens d'indiquer.

Les scrofulides sont en général exemptes de douleur; tout au plus donnent-elles lieu à un léger sentiment de prurit ou de démangeaison dans la scrofulide exanthémateuse. Cette indolence est encore un caractère négatif qui a son importance pour le diagnostic.

C'est surtout par la couleur des ulcérations qu'on arrive à établir le diagnostic des scrofulides et à les différencier des syphilides. On doit se rappeler que sur la peau, s'il s'agit d'ulcérations spontanées (je parle seulement de celles qu'on pourrait confondre avec les scrofulides), celles-ci doivent toujours être rattachées à trois affections différentes : la scrofule, la syphilis ou le cancer.

Dans les affections syphilitiques, l'ulcération est très-bien délimitée, avec des bords nets, taillés à pic, adhérents. Avant la perforation le fond est grisâtre, mais il est moins inégal et couvert de bourgeons charnus plus exubérants que dans la scrofule. Les croûtes sont sèches, dures, inégales, ressemblant à une coquille d'huître.

S'agit-il d'une ulcération cancéreuse, et en particulier d'un cancroïde, les ulcérations sont encore délimitées et présentent des bords adhérents, mais en général suintent peu ; elles sont presque toujours sèches, très-peu saillantes, et de plus, caractère essentiel, présentant sur tout leur pourtour, tantôt en un point seulement de leur délimitation, une saillie, un relief induré qui permettent de reconnaître la nature du cancroïde, qu'on confond si fréquemment avec des ulcérations scrofuleuses ou syphilitiques. Quant aux affections scrofuleuses, elles ont encore comme caractère essentiel une durée illimitée, très-longue ; de plus, elles se présentent chez le même malade durant toute la durée de la même maladie, avec le même caractère et le même siége. Il n'en est pas de même dans la syphilis.

La maladie, là encore, a bien une durée longue, mais pendant cet intervalle, elle change de siége, de forme. Au contraire, la résistance de la scrofule aux mêmes lieux est un caractère essentiel propre à cette maladie.

Enfin, dans la scrofule, si la guérison finit par s'obtenir, il reste toujours une cicatrice qui se présente avec des caractères particuliers, permettant de reconnaître immédiatement la nature de la lésion qui les a produites : elle est saillante, kéloïdienne. Cette guérison par cicatrice est possible alors même qu'il n'y a pas d'ulcérations ; elle se fait alors par absorption cutanée, et laisse également une trace indélébile qui peut ne pas être aussi évidente que quand il y a eu perte de substance.

DIVISION DU VOILE DU PALAIS.

Anatomie chirurgicale.

« La division du voile du palais congénitale se présente sous trois formes :

1º *A l'état simple*, c'est-à-dire que le voile du palais est divisé par une scissure médiane, sans division de la voûte du palais; et dans les mouvements de deglutition, on voit les deux portions séparées se rapprocher jusqu'au contact parfait, par une action musculaire dont il est dificile de.se rendre compte. Quelquefois la division n'occupe même qu'une partie du voile palatin, et c'est toujours alors la partie inférieure.

2º *Avec division incomplète de la voûte palatine* soit que cette division ne comprenne que les os palatins, ou qu'elle s'étende en partie sur les os maxillaires; toujours alors il n'y a qu'une simple fente terminée en avant par un angle arrondi.

3º *Avec division complète de la voûte palatine*; et alors il y a un écartement plus ou moins considérable des deux moitiés de cette voûte; presque toujours aussi il s'y joint une division double de l'arcade alvéolaire et de la lèvre, comme nous l'avons décrite, à l'article du bec de lièvre.

De là trois sortes d'opérations qui se combinent au besoin l'une avec l'autre : quand il n'y a qu'une étroite fente du voile du palais, la *staphylorrhaphie* proprement dite; quand cette fente très-écartée simule une perte de substance, la *staphyloplastie;* et enfin quand il y a une perte de substance réelle ou apparente de la voûte palatine, la *palatoplastie,* dénomination un peu irrégulière au point de vue grammatical, mais qui présente un sens. plus facile à saisir que celle d'*uranoplastie,* proposée par les chirurgiens allemands.» (Malaigne, *Médecine opératoire.*)

Staphyloplastie.

Il convient de nous arrêter un instant sur les altérations du voile du palais avant de passer en revue les opérations que.ces altérations exigent.

Cette espèce de cloison musculo-membraneuse, établie entre le pharynx et la bouche, est exposée à des vices de conformation congéniaux ou accidentels, à des plaies par instruments tranchants, à des plaies faites par des projectiles, à des ulcérations, à des inflammations couenneuses ou d'un autre caractère.

1º *Vices de conformation congéniaux.* — Le voile du palais offre presque toujours sa division congéniale sur la ligne médiane, et cette division peut atteindre toute l'étendue du voile du palais ou se borner à une plus ou moins grande partie de la luette.

Lorsqu'une semblable division que l'on a regardée comme produite par un arrêt de développement existe, la déglutition est gênée ou embarrassée, la voix est modifiée, et on observe, en même temps que la solution de continuité, un écartement plus ou moins considérable des deux lèvres que forme la division congéniale. On remédie à la difformité dont il s'agit par la staphylorrhaphie telle que l'ont conseillée Græfe, Roux et Auguste Bérard. J'ai pratiqué plusieurs fois cette opération avec succès, en ayant la précaution de raviver les bords de la division dans une certaine étendue et sur la face buccale du voile du palais, de manière à mettre deux surfaces saignantes larges en contact l'une avec l'autre. J'ai remarqué, comme l'a fait observer M. le professeur Roux, qu'il faut rapprocher les surfaces saignantes et les maintenir en contact sans trop de constriction, afin que l'exsudation plastique puisse se faire et la réunion s'opérer sans obstacle. Il ne faut ni trop ni trop peu serrer, il faut serrer assez cependant pour maintenir les surfaces en contact.

2º *Altérations accidentelles.* — Le voile du palais peut être détruit par différentes causes, principalement par l'affection vénérienne constitutionnelle, ou par des affections dartreuses. Ordinairement ces dernières affections portent leur influence sur les fosses nasales, et ensuite sur le voile du palais.

C'est de la sorte que le lupus ou la dartre rongeante, proprement dite, détruit et désorganise le voile du palais. Mais l'affection syphilitique est, sans aucun doute, de beaucoup la plus commune. L'altération peut atteindre la luette, le milieu du voile du palais et différents points de sa longueur : tantôt elle se présente sous la forme d'une fente, et presque toujours la perforation est arrondie et d'une largeur variable, car elle peut avoir depuis plusieurs millimètres jusqu'à 3, 6, 7 centimètres et même davantage.

Cette perforation, ce trou peut être entouré d'une cicatrice blanche, quelquefois même, et le plus ordinairement, épaisse et dure, blanche ou rouge et nuancée de blanc, ou à peu près rosée, et ces différentes formes tiennent à l'ancienneté ou à l'état récent de la cicatrisation ; ou encore à la suppuration, et alors la surface est grenue, fongueuse et saignante.

Le traitement général et le traitement local sont l'un et l'autre indispensables. Il faut débuter par les remèdes intérieurs appropriés à la cause spécifique, et à mesure que celle-ci est détruite, on voit l'altération se guérir ; mais il demeure encore à réparer la perte de substance et à agir sur l'ouverture accidentelle, afin de la faire disparaître.

Lorsque les mercuriaux et les amers ont détruit le principe dartreux ou syphilitique, il faut recourir à un traitement local, c'est-à-dire à la staphylorrhaphie ou à l'autoplastie.

Lorsque la perforation est allongée, qu'elle occupe une certaine étendue du voile du palais et qu'il est impossible d'en obtenir l'oblitération par la cautérisation, on devra en raviver les bords, avec l'instrument tranchant ou d'une autre manière, et pratiquer ensuite la staphylorrhaphie. (Jobert de Lamballe, *Traité de chirurgie plastique, loco citato.*)

Traitement.

Il suffit du moindre septum, du moindre obturateur, fût-il le plus élémentaire, pour que la communication anormale de la bouche avec le nez se trouvant comblée, les fonctions se rétablissent.

Tel est le principe sur lequel sont basées les diverses méthodes de traitement applicables aux perforations et aux destructions du voile du palais.

Ces méthodes sont de deux ordres :

1° Les unes consistent en des procédés chirurgicaux, sanglants, ayant pour but, ou bien de réunir les lambeaux écartés du voile membraneux (staphylorrhaphie), ou bien de combler par autoplastie la perte de substance du palais osseux (uranoplastie).

2° Les autres méthodes ont des procédés prothétiques. En bien des cas, le recours aux procédés chirurgicaux peut-être rendu inutile, grâce à d'ingénieux appareils de prothèse. La prothèse, il faut le reconnaître, rend ici les services les plus signalés aux malades, en les délivrant de deux infirmités également insupportables. D'une part, elle fait ce que la chirurgie ne peut faire et il n'est pas sans avantage alors de la substituer aux moyens chirurgicaux, lesquels ne sont pas toujours exempts de dangers, et n'atteignent pas toujours le but qu'ils se proposent. D'autre part, elle est applicable à presque tous les cas, même à ceux pour lesquels la chirurgie reste impuissante, tels que ces énormes pertes de substance du palais osseux et membraneux, ces destructions complètes de la voûte palatine.

En quoi consistent les moyens dont elle dispose ? En des obturateurs, en de véritables palais ou segments de palais artificiels, qui, appliqués sur la voûte ou au niveau du point où existait la voûte, et soutenus, immobilisés, par des procédés divers, prennent la place et remplissent les fonctions de la voûte palatine.

Ces obturateurs sont construits en substances diverses, soit en métal (or, platine, etc.), soit plus souvent en caoutchouc vulcanisé. Ils sont soutenus soit par des crochets, des ailes, des éperons, soit par des ressorts, soit par d'autres artifices dont l'étude appartient à l'art dentaire et ne trouverait pas ici sa place.

Passons donc sur ces détails techniques. L'essentiel pour nous, et le seul fait à enregistrer, c'est le résultat fourni par ces appareils. Or, quand ils ont été bien construits et bien adaptés aux régions, quand ils sont tolérés par les malades et quand les malades en ont pris l'habitude, ils fournissent presque toujours (je ne dis pas constamment) des résultats satisfaisants, merveilleux même en certains cas. Avec ces appareils les malades peuvent mastiquer, déglutir et parler presque comme à l'état normal. Quelquefois même, après un certain temps « d'apprentissage », les fonctions sont absolument et parfaitement rétablies. L'illusion est complète et ces palais artificiels se substituent alors presque sans désavantage aux palais normaux. J'ai déjà vu quantité de malades qui, affectés de destruction ou de perforation de la voûte palatine, et ne pouvant ni parler intelligiblement, ni déglutir sans reflux, ont repris l'intégrité de leurs fonctions, grâce à des pièces artificielles habilement construites,

Traitement médical.

Voyons maintenant en quoi consiste le traitement des scrofulides. Ici il faut savoir que si le médecin n'est pas tout-puissant, il peut du moins beaucoup pour abréger la durée de la maladie et assurer même la guérison.

Le traitement se compose de deux ordres de moyens : de moyens généraux et de moyens locaux. Les premiers sont dirigés sur la cause même de la maladie, la scrofule, c'est-à-dire sur la cause organique sous l'influenee de laquelle se produisent ces lésions. Malheureusement nous ne pouvons la supprimer, mais seulement imprimer une modification à la diathèse, telle qu'on l'empêche de produire de nouveaux accidents. Cette modification, nous la demandons aux reconstituants, aux amers, gentiane, quinquina, houblon; aux huiles de foie de poisson, de raie, de morue. Cette dernière est un des meilleurs médicaments que je connaisse, mais il faut en modérer l'emploi, crainte de fatiguer l'estomac et d'en empêcher l'ingestion. On la donnera donc, non pas à la dose de huit ou dix cuillerées à bouche par jour, mais seulement de trois, quatre, cinq cuillerées le plus ordinairement.

Outre l'huile de foie de morue, dit M. Hardy (1), vous obtiendrez de bons résultats de quelques préparations ferrugineuses, notamment de l'iodure de fer. L'iodure de potassium sera également efficace dans les cas où il existe des ulcérations profondes. J'ajouterai que dans certaines circonstances, on se trouve très-bien de la simple administration du chlorure de sodium à la dose de 2 à 4 grammes par jour, en solution. Sous son influence, particulièrement pour des scrofulides crythémateuses, j'ai vu, au bout de six ou huit mois, survenir la guérison d'affections qui dataient de plusieurs années. A côté du chlorure de sodium, il faut encore placer les chlorures de potassium et de calcium.

Les eaux minérales peuvent être encore d'une grande utilité. Je citerai d'abord les chlorurées sodiques, telles que les eaux de Salins, de Vichy, etc., et même l'eau de mer prise à l'intérieur et à l'extérieur. A côté de celles-ci, les eaux sulfureuses fortes, et surtout

(1) Cliniques de l'hôpital Saint-Louis, Des scrofulides.

chaudes, les eaux de Luchon, d'Ax, d'Aix-la-Chapelle, de Barrèges, seront encore d'une certaine efficacité.

A ces moyens de traitement vous joindrez une bonne hygiène, un air salubre, de l'exercice, une bonne nourriture animale d'abord, puis végétale, et, dans ce dernier cas, vous vous adresserez de préférence aux légumes verts et suffisamment assaisonnés de chlorure de sodium. Enfin, le séjour à la campagne, s'il est possible, les bains de mer pris à la lame ou dans une baignoire, tel est l'ensemble du traitement qui réussit le mieux pour la modification de la scrofule.

Outre ce traitement général, vous ferez un traitement particulier local qui variera suivant la période à laquelle est parvenue la lésion. Au début, quand il reste encore quelques phénomènes inflammatoires, j'ai recours aux émollients. Mais cela ne suffit pas dans certains cas. On guérit l'ulcération à l'aide de médicaments irritants qui agissent dans le sens de la médication substitutive, en provoquant une inflammation aiguë qui remplace l'inflammation chronique primitive, laquelle n'a aucune tendance à la guérison.

On arrive à ce résultat par des lotions irritantes, avec le vin aromatique, la teinture d'iode, le biiodure de mercure, qui a l'avantage d'agir à la fois comme moyen de substitution et un peu comme caustique. (Cliniques de l'hôpital Saint-Louis, Hardy).

C'est également l'opinion de M. Guibout. Dans ses conférences il s'exprimait ainsi : « Ce traitement devra toujours être double : 1° le traitement interne ou diathésique ; 2° le traitement externe ou local, c'est-à-dire qu'il faudra soigner en même temps la maladie scrofuleuse et les lésions par lesquelles elle se manifeste. »

Le traitement de la scrofule comprendra :

1° L'*hygiène* : habitations saines, vastes, largement aérées, exposées au soleil ; vêtements de laine sur la peau ; nourriture essentiellement tonique ; viandes saignantes, noires, crues ; poissons, de mer préférablement ; œufs, beurre frais, légumes herbacés frais ; vins rouges généreux. Vie active, au dehors le plus possible, se lever de bonne heure ; développement des forces musculaires par le travail manuel, par la gymnastique, par l'exercice à pied et à cheval ; choisir un pays sain dont l'air soit sec, pur, vif et chaud ; interdire les professions incompatibles avec ces conditions hygiéniques, qu'il ne faut jamais négliger.

2º Les *médicaments* : l'huile de foie de morue, les diverses préparations iodées, l'iodure de potassium ioduré ; nous prescrivons avec avantage la solution composée suivante, qui est prise en trois fois dans les vingt-quatre heures, au moment des repas :

Eau.	150 grammes
Iodure de potassium.	1 —
Sirop d'écorces d'oranges amères. . . .	30 —
Teinture d'iode.	10 gouttes

Nous vous recommandons également le vin iodé de Béguin, très-bonne préparation iodique que nous donnons à la dose de deux grandes cuillerées à chacun des trois repas ; elle a entre autres mérites celui de n'avoir aucune saveur désagréable.

Vous ne devrez pas négliger le quinquina, que vous donnerez sous toutes les formes : vin de quinquina, chocolat au quinquina ; les ferrugineux dont l'usage doit aller de pair avec le quinquina et les iodiques. Vous donnerez la préférence aux diverses préparations dans lesquelles le fer se trouve à l'état de sel soluble et dissous : ainsi le vin de quassia ferrugineux, l'essence ferrugineuse de salsepareille. Vous aurez recours aussi aux diverses eaux minérales, ferrugineuses, sulfureuses et acidules, telles que les eaux de la Bauche, une de celles que-nous employons avec le plus de succès ; les eaux de Marcols, d'Orezza, qui sont prises aux repas, coupées avec le vin. Vous ne négligerez pas d'exciter les fonctions de la peau par des bains ferrugineux, sulfureux, alcalins, aromatiques. Les diverses applications hydrothérapiques, douches froides, en pluie, en colonne, en cercle, vous donneront encore de très-bons résultats, non pas seulement par l'excitation qu'elles déterminent sur la peau, mais encore par le stimulus général, par le coup de fouet qu'elles donneront à toutes les grandes fonctions physiologiques.

Il en sera de même des bains de mer, et de certaines eaux minérales, telles que les eaux d'Uriage, d'Allevard, les Eaux-Bonnes, de Luchon. Pour ne pas fatiguer l'estomac, il sera bon d'interrompre de temps en temps l'usage de tous les médicaments pendant quelques jours, puis de donner une purgation saline et de recommencer ensuite la médication, en ayant soin de varier les préparations médicamenteuses auxquelles vous aurez recours,

Traitement spécifique.

Ici, fort heureusement, des règles fixes, déduites de l'expérience, s'imposent au médecin. Le plan thérapeutique est tout tracé, facile à suivre ; et presque toujours il sera consacré par le succès, si l'on saisit à temps les indications urgentes auxquelles il faut satisfaire. Il est des règles fixes, et cela quant au choix du remède à prescrire, quant à la façon de l'administrer. Nulle hésitation d'abord en ce qui concerne la nature du traitement à mettre en œuvre. C'est l'iodure qui est ici le remède par excellence, le remède héroïque.

C'est lui qu'il faut choisir, qu'il faut prescrire d'emblée, sans perdre un temps précieux à chercher d'autres remèdes, sans même tenter de lui adjoindre le mercure, qui pourrait troubler la tolérance et qui, dans l'espèce, est bien moins actif que l'iodure ; trop lentement actif, en tout cas, pour qu'on puisse faire fond sur lui dans une maladie où les résultats sont comptés, où le moindre retard dans l'action curative peut avoir pour conséquence la rupture du voile.

Il est des règles fixes pour l'administration. Ce remède si bienfaisant, si merveilleusement actif, l'iodure de potassium, il faut le prescrire immédiatement à haute dose ; à haute dose, c'est-à-dire la dose quotidienne, de 2 ou 3 grammes dès le premier jour. Il est indispensable, en effet, dans les cas de ce genre, surtout dans ceux où le mal est déjà avancé, de frapper immédiatement un grand coup. « N'hésitez donc pas, donnez l'iodure de potassium, immédiatement, séance tenante, et donnez-le *largâ manu,* car toute hésitation, tout retard, toute intervention timide peut conduire à une perforation irréparable.» (Cliniques de M. Ricord.)

Quant au traitement local, il ne joue qu'un rôle secondaire. D'abord il est complétement inutile pendant la période initiale. Plus tard seulement, à la période d'ulcération, il peut avoir quelque importance comme adjuvant. Diverses méthodes ont été prescrites. Celle qui réussit le mieux consiste simplement en ceci : badigeonnages bi-quotidiens à la teinture d'iode ; douches émollientes dirigées sur le voile pour déterger la surface des plaies et détacher les enduits adhérents ; gargarismes émollients alternés avec gargarismes iodurés, tels que le suivant :

Eau distillée. . . . . . 250 gr.
Iodure de potassium . . . 3 à 6 gr.
Teinture d'iode . . . . . 25 à 50 gouttes.
Mêlez.

A la période de réparation, quelques cautérisations légères avec le nitrate d'argent peuvent être utiles pour activer la cicatrisation.

Enfin, quand la perforation est faite, quand le désastre est accompli, tout n'est pas encore perdu cependant. Il faut continuer le traitement spécifique, ou bien l'inaugurer, si, comme le cas est fréquent, rien n'a été fait encore pour prévenir le mal ; car il importe de sauver du voile ce qui peut en être sauvé. (M. Fournier, Leçons sur les lésions tertiaires du palais, *passim.*)

M. Drysdale, de Londres, a présenté au Congrès scientifique (1) un travail sur les *Accidents syphilitiques tertiaires de la gorge*, qu'il divise en deux formes, une ulcéreuse et une gommeuse. La forme ulcéreuse s'observe principalement sur les amygdales et la paroi postérieure du pharynx ; elle est comparativement rare.

Les tumeurs gommeuses qui occupent les parties molles et osseuses du palais peuvent être considérées comme un des accidents les plus fréquents de la syphilis tertiaire. La maladie est très-insidieuse ; elle se termine quelquefois par la perforation ou la division du voile du palais avant qu'on ait été à temps de prévenir ces accidents ou d'y porter remède. La portion osseuse du palais peut être également perforée en peu de jours par une de ces tumeurs. On ne doit pas employer les caustiques ni les instruments tranchants dans le traitement des tumeurs gommeuses de la gorge et du palais ; on emploiera l'iodure de potassium (4 grammes par jour en quatre doses). Le mercure est à peu près impuissant ; on n'y a recours que lorsque l'iodure de potassium n'a pas donné de résultats satisfaisants.

Staphylorrhaphie.

La staphylorrhaphie (staphylorrhaphia, de σταφυλή, luette, et ραφη, suture ; allemand, Gaumennath ; anglais, staphylorrhaphy ; espagnol, estaphylorrhafia) est la suture de la luette. Voici le procédé de Roux, modifié par Vidal de Cassis :

(1) Congrès annuel de l'Association médicale anglaise. (Extrait des Comptes rendus.) Londres, 1875.

Une aiguille droite portant un fil double est saisie par la pince à pansement; elle est fortement enfoncée à deux lignes et demie du bord de la division, et d'avant en arrière, pendant que la pince à disséquer tend ce bord. La pince à pansement lâche l'aiguille, et comme celle-ci est fortement enfoncée, elle est facilement aperçue dans le pharynx; la même pince qui la tenait tantôt par la tête, la saisit par la pointe; elle est tirée du côté de la bouche et un aide la dégage du fil qu'elle entraîne. De l'autre côté, même manœuvre par laquelle une autre aiguille entraîne un autre fil; mais, ce dernier servira seul à la suture; en effet, son bout est passé dans une anse formée par le premier qui est double, et en tirant sur celui-ci, on entraîne le dernier. Les deux bouts sont confiés à un aide. Les autres fils sont passés par le même procédé. Au lieu, dit Vidal de Cassis, de commencer l'avivement en bas, comme M. Roux, en haut comme l'ont fait plusieurs chirurgiens, je pique au milieu avec le cératotome, dont un tranchant est dirigé en haut, l'autre en bas; je fais d'abord agir le premier, qui s'arrête à la commissure; le second détache en bas la bandelette laquelle tient encore en haut; je répète la même manœuvre de l'autre côté : alors la commissure est saisie avec des pinces et en prolongeant un peu en haut l'incision de chaque côté, on détache les deux bandelettes qui forment un Λ. Pour fixer les fils, on commence par le plus bas, avec lequel on fait un nœud triple; après l'avoir serré suffisamment à l'aide des doigts indicateurs, un aide saisit ce nœud avec les pinces à anneaux, pour qu'il ne se relâche point jusqu'au moment où l'on aura fait le second. La même manœuvre est répétée pour les deux autres fils, en portant à dessein la constriction tant soit peu au delà du degré rigoureusement nécessaire pour mettre en contact immédiat les bords de la division. Enfin, avec les ciseaux, on retranche près du nœud les deux bouts de chaque ligature.

Autoplastie.

Autoplastie (de αὐτος, lui-même, et πλασσεὶν, créer) exprime une opération par laquelle on fait une partie aux dépens d'une autre partie du même individu; c'est, en d'autres termes, l'art des restaurations des parties détruites, au moyen d'autres parties voisines ou éloignées, qu'on emprunte au même individu et qu'on fait adhérer par une véritable greffe animale. « Le chirurgien autoplaste, dit M. Blandin, est comme un sculpteur, seulement il est *fictor ex carne,* tandis que celui-ci est *fictor ex marmore.* Véritable prothèse, l'autoplastie a pour mission de suppléer aux parties absentes, ou plutôt de les remplacer par des parties nouvelles : c'est une prothèse vivante dont les moyens unis intimement au sujet lui adhèrent, non par des liens artificiels, mais par des tissus organisés ; elle est le triomphe de la chirurgie, puisque, par un heureux artifice, elle fait en quelque sorte repousser un organe, et dote l'homme d'un merveilleux avantage dont la nature n'avait fait jouir que les animaux inférieurs. » (*De l'autoplastie.* Paris, 1836.)

M. Velpeau a cru devoir changer le mot autoplastie par celui d'anaplastie ; c'est là une affaire de goût qui ne change rien au fond des choses. (*Méd. opér.,* t. Ier, p. 607, 2e édition.)

L'origine de l'art des restaurations, dont il s'agit, se perd dans les temps les plus reculés de la science. On prétend que les Indiens avaient porté cet art à un très-haut degré de perfection. « L'habitude qu'on a toujours eue dans l'Inde de punir les criminels par la perte du nez, des lèvres, des oreilles, explique très-bien les opérations qu'on y a vantées à cet égard, d'autant mieux que, dans le principe, la loi autorisait ceux qu'elle frappait ainsi à employer tous les moyens qu'ils jugeraient convenables pour rendre leur difformité moins hideuse. La tradition rapporte encore qu'on imagina d'abord de réappliquer le nez que l'exécuteur venait de trancher ; mais le succès était si complet que la loi dût ordonner de le jeter au feu, et que c'était alors seulement qu'on eut recours à la transplantation de la peau du front. Au surplus, la rhinoplastie ne s'est jamais perdue dans l'Inde, comme nous le verrons plus tard, puisque les mêmes châtiments existent encore. » (Blandin, *ibidem,* p. 15.)

Il ne sera question dans l'étude qui nous occupe que de l'autoplastie appliquée à la restauration du voile du palais.

Staphylorrhaphie. — « Opération qui a pour but la réunion des solutions de continuité du voile du palais. On opère cette réunion tantôt en rapprochant les lèvres de la division préalablement avivée (staphylorrhaphie), tantôt en ayant recours à l'autoplastie (staphyloplastie). De plus, comme les divisions ou les pertes de substances du voile du palais coïncident quelquefois avec des pertes de substance de la voûte palatine, nous traiterons aussi dans cet article de la palatoplastie. » (Fabre, *Dictionnaire des dictionnaires*, p. 265, t. VII.)

Staphyloplastie. — « Elle n'a encore été pratiquée qu'un très-petit nombre de fois. Il ne faut y avoir recours que dans les cas où la staphylorrhaphie est inapplicable, comme, par exemple, quand une portion considérable du voile du palais a été détruite soit par une affection accidentelle, soit par des opérations antérieures. » (Després, *loco citato,* p. 69.)

Palatoplastie. — « Les ulcères, surtout les ulcères vénériens, peuvent produire des pertes de substance de la voûte palatine et du voile ; les opérations nécessaires par des dégénérescences ont aussi donné lieu à des pertes de substance de cette région ; la nécrose, la carie ont produit les mêmes résultats. Des obturateurs ont de tout temps été employés pour combler ces vides, pour boucher les perforations du palais ; mais ce n'est qu'à la portion dure qu'ils sont appliqués, l'autoplastie leur sera préférable. Aussi, non-seulement on a tenté de combler les pertes de substance du voile avec les tissus ambiants, mais on a voulu et on a pu encore combler le vide laissé par l'écartement congénial des os maxillaires ou leur perforation due à l'action d'un virus, ou à toute autre cause morbifique. » (Vidal de Cassis, *loco citato,* p. 237.)

AUTOPLASTIE DU PALAIS.

Staphyloplastie.

Procédé de M. Bonfils : Ce procédé a pour but d'adapter un lambeau à la perte de substance du voile du palais. Le lambeau est taillé sur la voûte palatine, de manière que son pédicule soit voisin de la partie que l'on veut restaurer ; quand il a été disséqué, renversé d'avant en arrière et tendu sur son pédicule, on unit ses bords aux lèvres avivées du voile du palais.

Tout le monde comprend cette opération, mais il ne faut pas se laisser séduire par sa simplicité apparente, car elle est bien autrement difficile et plus incertaine que la staphylorrhaphie.

Palatoplastie.

Procédé de M. Roux : Saisissant avec une pince à griffes la membrane muqueuse de la voûte palatine au niveau de la division, détachez-la des os qu'elle recouvre en la disséquant, et quand la dissection est suffisante pour que les bords opposés soient mis en contact, faites-en l'avivement et réunissez-les par un point de suture. Roux se servait de couteaux courbés sur le plat pour disséquer la membrane muqueuse, et il en avait un pour chaque côté.

Procédé de Kramer : Deux lambeaux ayant été taillés et disséqués sur la membrane muqueuse palatine, l'un à droite de la division, l'autre à gauche, on les renverse sur eux-mêmes et l'on réunit leurs bords libres sur la ligne médiane.

APPRÉCIATION.

Le procédé de Roux peut être très-utile, lorsque la solution de continuité de la voûte palatine est peu considérable. Mais il est insuffisant dans le cas contraire. Je ne connais pas d'observations qui permettent de prononcer sur la valeur du procédé de Kramer. (A. Guérin, *Chirurgie opératoire* ou *Traité pratique des opérations*.)

Procédé de Dieffenbach : Une entaille est faite de chaque côté de la division et à quatre lignes en dehors; de là une facilité plus grande pour le rapprochement des bords avivés.

Grâce aux perfectionnements dont la science est redevable, surtout aux récents travaux de Langenbeck, on peut dire que l'art possède aujourd'hui une ressource d'une application relativement facile contre une infirmité considérée jusque-là comme à peu près incurable et abandonnée dans la presque totalité des cas à la seule intervention des appareils de prothèse. Non-seulement la réparation des perforations accidentelles de la partie moyenne de la voûte est devenue une opération simple et pratique, pour ainsi dire courante, mais l'occlusion de fissures congénitales de toute la longueur du palais peut être elle-même obtenue.

Si la priorité de la méthode qui a permis de réaliser ces résultats a pu être disputée à Langenbeck, nul ne contestera qu'en établissant avec netteté les indications, en en formulant les règles précises, en en modifiant à nouveau les applications, le professeur de Berlin n'en ait été le véritable et sérieux vulgarisateur. Aussi bien ses succès obtinrent-ils dès l'abord un grand retentissement; de divers côtés les chirurgiens s'attachèrent à explorer à leur tour la voie que ces travaux venaient de révéler : Billroth, O. Weber, Kade, Burrow, Beck, Pitha, Dumreicher, G. Simon, etc., ont, chacun pour sa part, opéré les sujets et publié des observations.

En France, pourtant, le nombre des cas de cette catégorie (divisions congénitales), qui se sont produits depuis l'apparition du premier mémoire de Langenbeck, est encore relativement assez restreint. Parmi ceux qui ont été publiés après le cas de M. Sédillot, le premier en date à notre su, nous ne connaissons que les faits de M. Dupuy, de M. Delore, de M. Broca, un deuxième de M. Sédillot relaté par lui, en même temps qu'un cas opéré par M. Herrgott dans sa lettre à la Société de Chirurgie, sur la *Régénération osseuse.* (Ehrmann, 1869, *Étude de l'uranoplastie.*)

OBSERVATIONS

OBSERVATION PREMIÈRE.

Service de M. le Professeur VERNEUIL

Hôpital de la Pitié.

Perforation congénitale de la voûte palatine. — Staphylorrhaphie — Guérison.

BOULOUIS, Joséphine-Louise, couturière, d'Auxerre (Yonne).

B... est entrée, le 12 octobre 1874, dans la salle Saint-Augustin, au numéro 6. Elle est douée d'une bonne constitution, âgée de vingt-quatre ans et n'accuse, dans ses antécédents, aucune maladie grave antérieure.

Sa voix est *nasonnée,* d'un timbre caractéristique. Elle est atteinte, depuis sa naissance, de l'infirmité qui l'amène à l'hôpital. Sa voix ressemble à celle de ces malheureux qui ont le voile déchiré par un ulcère syphilitique. Si nous procédons à l'examen local, nous constatons que la division du voile est triangulaire; elle présente un $\wedge$ dont l'angle touche au palais. Roux donne à cette affection le nom de diastémato-staphylie (1). Voici les lésions de fonctions observées : la déglutition des liquides est difficile, impossible même dans certains cas, par exemple quand la tête est inclinée en avant. Dans le vomissement, les matières passent par le nez. Tels sont les principaux symptômes observés chez notre malade. Elle est venue réclamer les secours de l'art et accepte sans hésition l'opération que lui propose M. le professeur Verneuil.

Staphylorrhaphie.

Le sujet est assis en face du jour, la bouche ouverte ; un aide soutient sa tête par derrière; deux autres maintiennent ses bras immo-

(1) *Chirurgie réparatrice,* tome I⁺ʳ.

biles sur les côtés. L'opération consiste à aviver les bords de la solution de continuité et à les mettre ensuite en contact, afin qu'une inflammation adhésive en détermine la réunion. M. Verneuil commence par placer trois ligatures au moyen d'aiguilles courbes introduites d'arrière en avant, à l'aide d'un porte-aiguille. Chacune de ces ligatures est placée de manière que l'une des extrémités du fil traverse l'un des bords de la division du palais, que l'autre extrémité traverse l'autre bord, qu'il en résulte en arrière une anse dans laquelle les deux bords sont compris. M. Verneuil avive avec un bistouri boutonné les lèvres de la division, puis, saisissant les deux bouts du fil supérieur, il fait un nœud simple qu'il conduit jusque sur la plaie au moyen de l'index des deux mains, et les serre suffisamment pour rapprocher les parties et les maintenir en contact ; il arrête ensuite ce premier nœud par un second. M. Verneuil opère de même pour la seconde et la troisième ligature, et coupe ensuite les fils à 5 millimètres environ de leurs nœuds.

M. Verneuil s'est servi de boutons de porcelaine pour maintenir les fils en place, et a fait deux incisions latérales, afin d'éviter la tension des lèvres de la plaie. A deux ou trois reprises, on a laissé quelques instants de relâche à la malade durant lesquels elle a pu cracher et respirer à son aise. L'hémorrhagie produite par l'avivement a été arrêtée par des irrigations faites avec l'eau froide.

Après l'opération on recommande à la malade de garder le silence le plus absolu, s'abstenir même autant que possible d'avaler sa salive, ne prendre ni aliments ni boissons. Il est ordonné, s'il survenait une petite hémorrhagie, de lui donner de la glace qu'elle laisserait fondre dans sa bouche.

A la visite du lendemain matin la malade n'accuse, par signes, qu'une légère douleur au niveau de l'amygdale gauche ; la nuit a été calme ; ses crachats ont perdu l'aspect sanguinolent qu'ils ont eu dans la journée d'hier. Elle n'a pas de fièvre.

Diète absolue, la glace seule est ordonnée pour arrêter l'écoulement de sang s'il se produisait.

Nous voici au troisième jour après l'opération. M. Verneuil examine la plaie, qui est en bon état ; la réunion s'opère. La malade suit exactement les prescriptions : on lui ordonne du bouillon, qu'elle prendra par cuillerées. L'état général se maintient, il n'y a pas de fièvre.

Aujourd'hui nous examinons sa voûte palatine et nous constatons que les incisions latérales sont presque complétement cicatrisées : la plaie médiane est réunie. Elle avale sa salive sans souffrir.

On continue les bouillons et on ajoute un peu de vin à son régime. Irrigations froides.

Il n'est survenu aucun accccident : la malade, très-docile, garde un silence absolu. On lui donne du vin, des bouillons plus substantiels et des potages. M. Verneuil l'interroge : sa voix a recouvré son timbre normal, ordinaire; c'est à peine s'il existe un léger nasonnement.

6e jour de l'opération. On enlève les boutons : la réunion est complète.

Les inconvénients qui résultaient de la bifidité du voile du palais ont disparu; la malade prend quelques aliments légers et se propose de sortir au premier jour, délivrée de son infirmité. Elle a quitté l'hôpital le 9 novembre 1874. Nous avons tenu à avoir de ses nouvelles et nous avons appris, neuf mois après l'opération, qu'elle avait recouvré la parole. Nous tenons ce renseignement d'une malade qui se trouvait en même temps qu'elle à l'hôpital.

RÉFLEXIONS.

La staphylorrhaphie est une opération qui exige de la part du malade une ferme résolution, car elle est longue à exécuter; elle exige aussi de la part du chirurgien une certaine patience et une grande dextérité, car il est des temps difficiles à exécuter. Cette malade a bien secondé les manœuvres opératoires de M. le professeur Verneuil, aussi tout faisait pressentir un succès. En effet, nous avons revu la malade six mois après l'opération et sa guérison est complète.

Division congénitale (chez un enfant) du voile du palais.

M. le professeur Verneuil (1) a opéré, au mois d'avril 1875, par le procédé que nous venons de décrire, un jeune enfant, en ville, et obtenu un succès complet.

La réunion s'est faite sans entraves, malgré les pleurs et les efforts qui sont un obstacle à la cicatrisation des lambeaux.

(1) Communication orale de M. le professeur Verneuil.

OBSERVATION II.

Service de M. VERNEUIL.

Hôpital de la Pitié.

Perforation consécutive du voile du palais. — Polype naso-pharyngien. — Résection du maxillaire supérieur. — Ablation. — Perforation consécutive. — Appareil prothétique.

Il se présente à la clinique de la Pitié un malade atteint d'une perforation du voile du palais consécutive à la résection du maxillaire inférieur.

Il a été opéré, il y a deux ans, par M. le professeur Verneuil, pour un polype fibreux naso-pharyngien, profondément implanté sur la base du crâne. Cette tumeur volumineuse a nécessité un délabrement considérable, afin d'empêcher l'asphyxie du malade qui était imminente. L'examen histologique de la tumeur a pleinement confirmé le diagnostic : il s'agissait d'un polype fibreux divisé en plusieurs lobes et parsemé d'ulcérations. Indolent au début, il ne causa des douleurs qu'en augmentant par la compression qu'il exerçait sur les parties environnantes, et il arriva à un volume tel que le malade ne pouvait plus respirer. C'est alors que M. Verneuil se décida à pratiquer la résection du maxillaire supérieur, pour faire l'ablation du polype. La guérison est complète, le malade dans un état satisfaisant : nous le revoyons aujourd'hui, deux ans après l'opération ; seulement, il présente au voile un orifice allongé comparable à une grosse amande, bourgeonné, mamelonné. Il est le siége d'hémorrhagies abondantes. Le malade porte un appareil prothétique, un obturateur très-bien fait, qui lui permet de déglutir et de parler aisément. Ce malade vient de temps en temps à l'hôpital : on lui fait quelques cautérisations. Il doit rentrer prochainement : on va mouler son palais et voir s'il serait possible de lui faire la restauration de la voûte palatine.

OBSERVATION III.

Service de JOBERT DE LAMBALLE.

Maison de santé.

**Perforation de la partie moyenne du voile. — Cautérisations au nitrate
d'argent. — Guérison (1).**

Un homme de quarante-cinq ans vint à la Maison de santé pour y
être traité d'une perforation qui occupait la partie moyenne du voile
du palais. On aurait pu y introduire deux tuyaux de plume. Je le
cautérisai une vingtaine de fois avec la pierre infernale, et chaque
jour on voyait des changements étonnants. Peu à peu elle s'est
rétrécie, a perdu sa forme arrondie; une des lèvres a fini par passer
derrière l'autre et par effacer entièrement cette perforation.

Si la lésion est peu étendue, on tentera la guérison par la cautérisation seulement, soit, dit Jobert de Lamballe, avec le fer rouge,
soit avec le nitrate d'argent. Toutefois on doit être averti qu'il ne
suffit pas de toucher quelquefois l'ouverture, mais qu'il faut souvent
revenir à la cautérisation sans se décourager. On obtient la guérison
si la cautérisation est continuée assez longtemps pour déterminer le
rapprochement de la circonférence de l'ouverture accidentelle et le
croisement de sa partie inférieure avec la circonférence supérieure.
Toutes ces ouvertures, qui d'abord sont rondes, perdent cette forme
par les caustiques, et bientôt on voit la partie mobile de l'ouverture
du palais se rapprocher, puis croiser la direction de celle qui tient au
palais, et qui par conséquent est fixe, à cause de l'insertion de cette
cloison musculo-membraneuse sur des os.

En étudiant avec soin le mécanisme de la guérison, j'ai comparé
le rapprochement des deux lèvres, de l'ouverture accidentelle aux
deux valvules du trou de Botal. C'est aux points de contact que la
fusion des lèvres a seulement lieu. L'observation qui précède est un
fait venant à l'appui de cette assertion.

(1) *Traité de chirurgie plastique,* tome Ier, p. 393.

OBSERVATION IV.

Service de M. BOUCHUT, salle Sainte-Catherine, 8.

Hôpital des Enfants-Malades.

Angine phagédénique ulcéreuse. — Destruction du voile du palais et de la luette. — Traitement par l'iodure de potassium. — Guérison.

Le Tertre (Maria-Anne), âgée de neuf ans, demeurant à Paris (barrière Pereire), XVIIᵉ arrondissement, née à Plounevez, département des Côtes-du-Nord, est entrée le 22 mars 1875. Très-gravement malade lors de son .admission dans le service de M. le professeur Bouchut, elle a présenté tous les symptômes d'une angine couenneuse. Elle a été précédée d'une angine gutturale consistant dans l'inflammation de la membrane muqueuse qui revêt l'isthme du gosier, le voile du palais, les amygdales et la luette ; elle s'est terminée par la destruction du voile du palais et la chute de la luette. On a institué un traitement à l'iodure de potassium qui a rapidement arrêté la marche de l'ulcération, en même temps on lui a ordonné des toniques pour combattre sa constitution scrofuleuse. Cette enfant est sortie le 20 juin 1875; son ulcération était en voie de réparation.

Il nous a été donné de voir dans ce même hôpital un cas à peu près semblable, chez un enfant, dans le service de chirurgie de M. de Saint-Germain, et chez lequel la staphylorrhaphie a été pratiquée avec un succès complet.

Dans le service de M. Verneuil, il est demeuré pendant longtemps un jeune garçon qui présentait un cas de ce genre. Il doit venir de nouveau : on moulera son palais et on lui appliquera un appareil prothétique.

OBSERVATION V.

Service de M. GUYON, salle Saint-Jean.

Hôpital Necker.

Bifidité du voile du palais. — Destruction et chute de la luette. — Scrofulides. — Badigeonnages à la teinture d'iode. — Guérison. — Récidive. — Traitement interne.

Au numéro 23 de la salle Saint-Jean est couché le nommé Stronn (Émile), âgé de dix-sept ans, sculpteur, né à Mulhouse (Haut-Rhin). Il est entré le 17 avril 1875. C'est la seconde fois qu'il présente les accidents qui l'amènent à l'hôpital. Sa maladie a débuté au mois d'avril, en 1872 ; il avait alors une ulcération sur la luette qui, se propageant rapidement en haut, finit par la détruire et la détacher. Après un repas il s'aperçut de sa disparition, il l'avait avalée. Sa voix devint légèrement nasonnée ; la déglutition des liquides était difficile dans la station droite, mais dans le décubitus dorsal ils passaient sans difficulté. On lui fit en ville quelques badigeonnages à la teinture d'iode sans instituer un traitement interne et l'ulcération se cicatrisa. Mais six semaines après, l'ulcération reparut et elle est arrivée graduellement à l'état que nous constatons aujourd'hui : absence totale de la luette : le voile du palais est taillé en forme de V renversé ; ses piliers sont soudés au pharynx. Nous constatons également à la partie supérieure du pharynx la présence de plusieurs ulcérations ayant l'aspect de scrofulides à fond jaunâtre, à bords grisâtres, entourés de mucosités visqueuses. L'état général vient du reste avec les antécédents et les commémoratifs confirmer ce diagnostic.

Ce jeune homme est blond, lymphatique ; sa face est comme bouffie, infiltrée ; son système pileux développé, ses ganglions engorgés.

Si nous consultons ses antécédents au point de vue étiologique, nous n'y trouvons rien qui nous porte à croire à des accidents syphilitiques, à moins d'admettre avec M. Ricord que « la scrofule est une des formes de la syphilis héréditaire, laquelle du moins semble y prédisposer. »

Son père et sa mère, ainsi que ses frères, jouissent d'une bonne santé et n'ont jamais présenté d'accidents de ce genre. Il s'est lui-même toujours bien porté et c'est, dit-il, sa première maladie.

M. Guyon institue le traitement suivant :

1º A l'intérieur. — Sirop iodure de fer; vin de quinquina; huile de foie de morue ; bonne alimentation.

2º A l'extérieur. — Gargarisme avec alun; badigeonnage à la teinture d'iode.

Sous l'influence de cette double médication et de ce régime les ulcérations ont subi un temps d'arrêt et marchent en ce moment vers la cicatrisation.

OBSERVATION VI.

Service de M. FOURNIER.

Hôpital de Lourcine.

Échancrure marginale du voile. (Accidents tertiaires.)

Après son cours sur les accidents tertiaires du palais, M. Fournier nous montre une malade de son service qui présente une mutilation de ce genre. Sur cette femme l'arcade droite du voile a été échancrée dans l'étendue d'un demi-centimètre au moins; d'avant en arrière sur deux centimètres environ, transversalement. Elle suit un traitement antisyphilitique.

OBSERVATION VII.

Même service.

Hôpital de Lourcine.

Perforation palatine au début. (Accidents tertiaires.) — Autre présentation de malade.

Chez cette femme la perforation palatine, à son entrée, était de deux millimètres de diamètre environ. Elle n'avait pas suivi de traitement. On a institué un traitement interne, à l'iodure de potassium, et, d'autre part, on lui faisait des attouchements fréquemment répétés avec la teinture d'iode et le crayon de nitrate d'argent. Sous cette influence la réparation complète s'est opérée. Aujourd'hui, il ne reste plus trace de la perforation.

OBSERVATION VIII.

Service de M. GOSSELIN.

Hôpital de la Charité.

Perforation syphilitique de la voûte du palais. — Nécessité d'y remédier pendant le repas (1).

Je voudrais vous dire quelques mots d'une femme couchée dans nos salles, dont la santé générale est fortement ébranlée, et qui offre ceci d'intéressant que la faiblesse et la cachexie qu'elle présente, elle les doit d'abord à un empoisonnement syphilitique, puis, d'un autre côté, à une insuffisance d'alimentation, résultant de la perforation du voile et de la voûte du palais. Ces cicatrices, sur la description desquelles je ne m'arrêterai pas, sont caractéristiques et présentent bien tous les signes de la nécrose syphilitique. D'ailleurs de telles lésions, lorsqu'elles existent en dehors de la scrofule, sont le plus ordinairement des manifestations tertiaires de la syphilis.

Cette communication de la bouche avec la cavité nasale présente toujours de fâcheuses conséquences. Outre que les ondes sonores, passant en partie par le nez, donnent à la voix un accent nasonné, les aliments eux-mêmes pénètrent en grande partie dans les fosses nasales, sont rejetés, et il en résulte, si l'on ne remédie promptement à cet inconvénient, une nutrition incomplète, qui amène la cachexie.

Tel est présentement le cas de notre malade. Depuis plusieurs mois qu'elle se nourrit mal, son intelligence et son énergie se sont affaiblies; elle se décourage et refuse de manger. Elle est épuisée déjà par son empoisonnement syphilitique et ne répare pas la déchéance qui est la conséquence de la diathèse par une alimentation suffisante.

(1) *Gazette des Hôpitaux.* — Clinique de la Charité, 1875.

Dans ces circonstances, je lui ai donné, pour obvier à ce fâcheux inconvénient, un conseil très-simple : c'est de chercher et d'employer un moyen mécanique qui empêche le passage des aliments d'une cavité dans l'autre, en un mot, d'obturer les trous de la voûte palatine. Je ne parle pas de pratiquer chez elle la palatoplastie; l'influence de la diathèse sous laquelle elle se trouve est encore trop énergique, et les sutures ne prendraient pas. Mais j'ai vu bon nombre de malades qui arrivaient d'eux-mêmes à comprendre cette nécessité de boucher les orifices de communication de la bouche et de la cavité nasale, du moins au moment des repas, soit avec du papier mâché, des boulettes de mie de pain, des tampons de charpie ou de ouate, etc., en un mot, avec tout ce qu'ils voulaient, pourvu qu'ils obtinssent une obturation momentanée. J'ai conseillé à notre malade de suivre ces indications. Elles lui permettront, si elle les met en pratique, de manger alors comme tout le monde et de profiter de l'alimentation solide à laquelle nous allons la soumettre.

Nous pourrions encore citer d'autres faits nombreux de lésions syphilitiques que nous avons observés, soit à la Charité, soit à l'Hôtel-Dieu, mais nous croyons qu'il suffira d'ajouter que la guérison a toujours été obtenue quand on a eu recours au traitement spécifique.

CONCLUSION.

Ces affections décrites séparément, les unes en chirurgie, les autres en médecine et particulièrement en syphiliographie, nous avons eu l'idée de les rapprocher en leur appliquant le traitement qui leur convient.

D'après les observations qui précèdent et l'étude minutieuse des faits, nous en arrivons aux conclusions suivantes :

1° Quand la perforation est *congénitale* (exemple : Observation Ire, Pitié, service de M. Verneuil, arrêt de développement) ou *traumatique* (exemple : Observation II, Pitié, traumatisme consécutif à l'ablation d'un polype naso-pharyngien, ou encore plaies de guerre, blessures par armes à feu), le seul moyen de remédier à cette infirmité est l'opération de la *staphylorrhaphie*, ou l'application d'un *appareil prothétique*. (Observation II.)

2° Quand la perforation est de nature *syphilitique* ou *scrofuleuse*, le traitement se compose du *traitement général* et du *traitement local*.

A. Dans le premier cas, *médication antisyphilitique* représentée par l'iodure de potassium à haute dose. (Observations VI et VII, Lourcine, service de M. Fournier) et badigeonnages bi-quotidiens à la teinture d'iode, *loco dolenti*; douches émollientes pour déterger la surface des plaies et détacher les enduits adhérents : gargarismes iodurés alternés avec les gargarismes émollients. (Observation VI, Lourcine, service de M. Fournier.)

B. Dans le second cas, c'est aussi à la constitution que seront adressés les modificateurs; le *traitement antiscrofuleux* sera donc appliqué, et ici, comme dans les cas qui reconnaissent pour cause la syphilis, le traitement général doit être placé en première ligne. Air chaud et sec, habitation saine, exercice au grand air, bains froids, frictions sèches; à une alimentation confortable composée de viandes noires rôties et de vins généreux, on joindra les distractions qui excitent agréablement le moral. Voilà pour l'hygiène.

La thérapeutique l'aidera par les préparations de fer, de quinquina, les eaux gazeuses, les bains de mer, les bains sulfureux iodés et l'huile de foie de morue pour combattre la diathèse scrofuleuse. A la période de réparation les cautérisations légères avec le nitrate d'argent sont très-utiles pour activer la cicatrisation. (Observation V, Maison de santé, service de Jobert de Lamballe.)

Dans l'exposé qui précède, je n'ai cherché qu'à apprécier les services rendus à l'art de guérir par les auteurs des procédés chirurgicaux et des moyens thérapeutiques; mais il est juste de dire qu'une partie de la gloire qui appartient aux auteurs des progrès de la chirurgie doit revenir aux hommes illustres qui, depuis un demi-siècle, ont doté cette branche de la médecine d'une foule de procédés opératoires. Les Roux,

les Velpeau, les Malgaigne, les Vidal de Cassis, les Nélaton
et plusieurs chirurgiens contemporains ont bien servi la chirurgie, autant que les auteurs des doctrines les plus fameuses.

Je suis arrivé au terme de ma course : je me suis efforcé
de retracer l'état actuel de la science sur l'étude qui fait l'ob-
jet de cette discussion, et je termine en m'écriant avec le nau-
tonnier de l'Énéide dont Virgile nous fait le portrait dans le
combat naval :

Non jam prima peto, Mnestheus, neque vincere certo :
Quamquam o!... sed superint quibus hoc, Neptune, dedisti !